O INCRÍVEL UNIVERSO DE SOFIA!

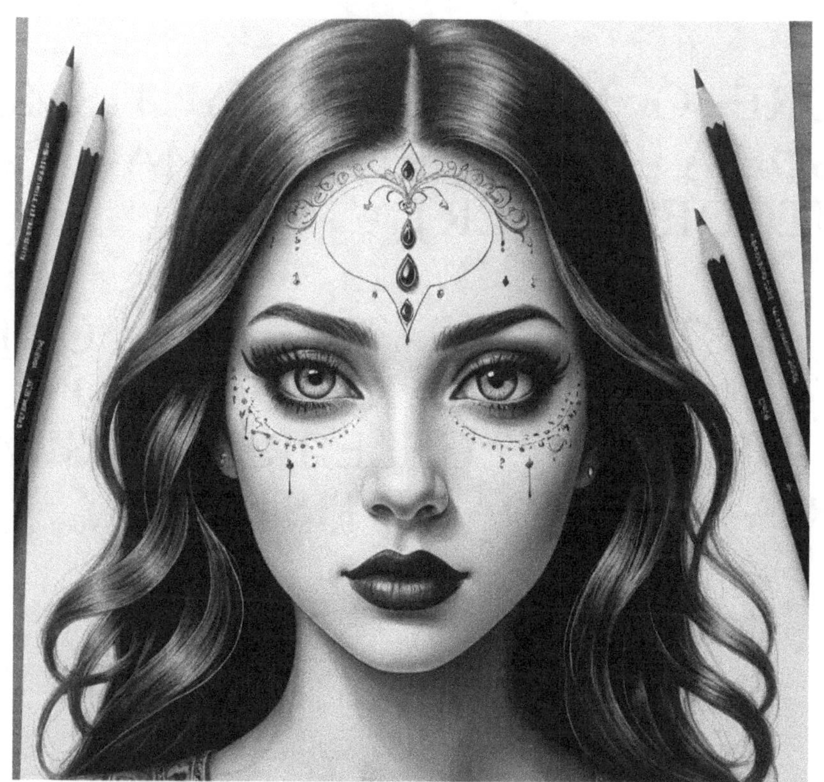

VAMOS COLORIR?
Por MÁRCIA SOUSA

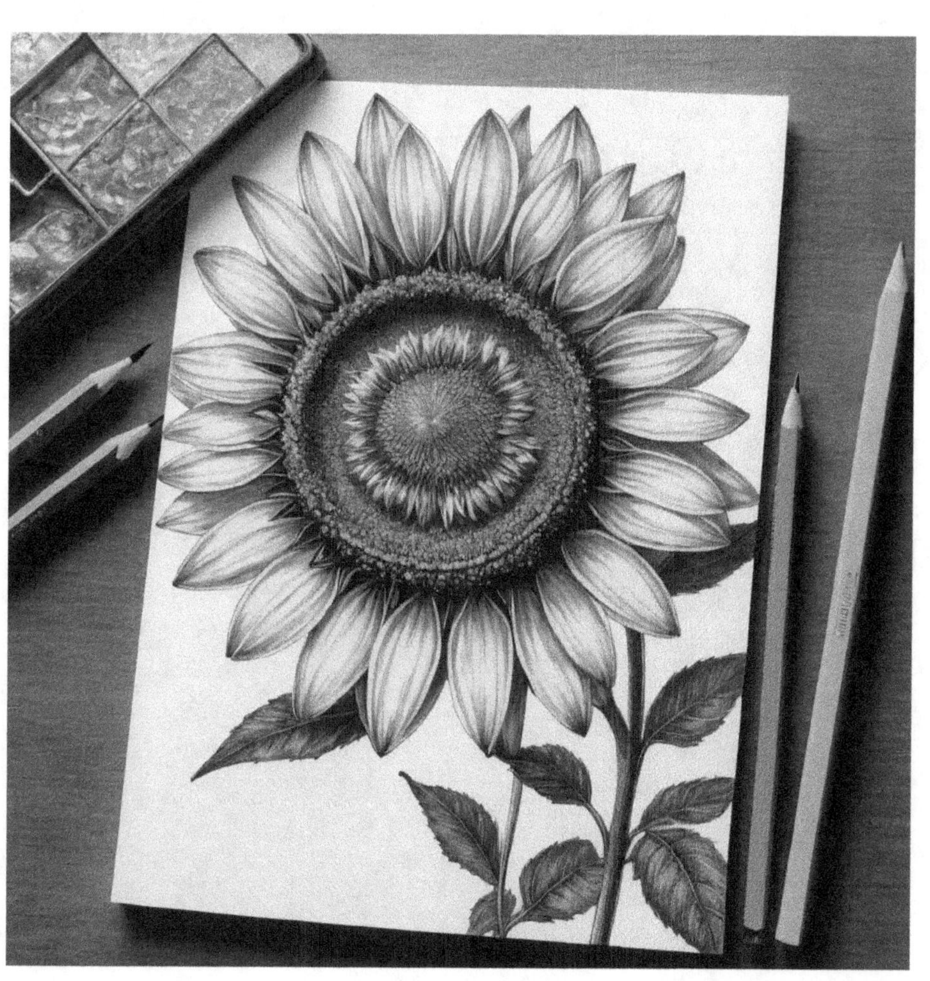

DESCUBRA O MUNDO VIBRANTE E ÚNICO DE SOFIA, ONDE AS CORES GANHAM VIDA E A ACEITAÇÃO FLORESCE EM CADA PÁGINA, MOSTRANDO QUE SER DIFERENTE É SIMPLESMENTE MÁGICO

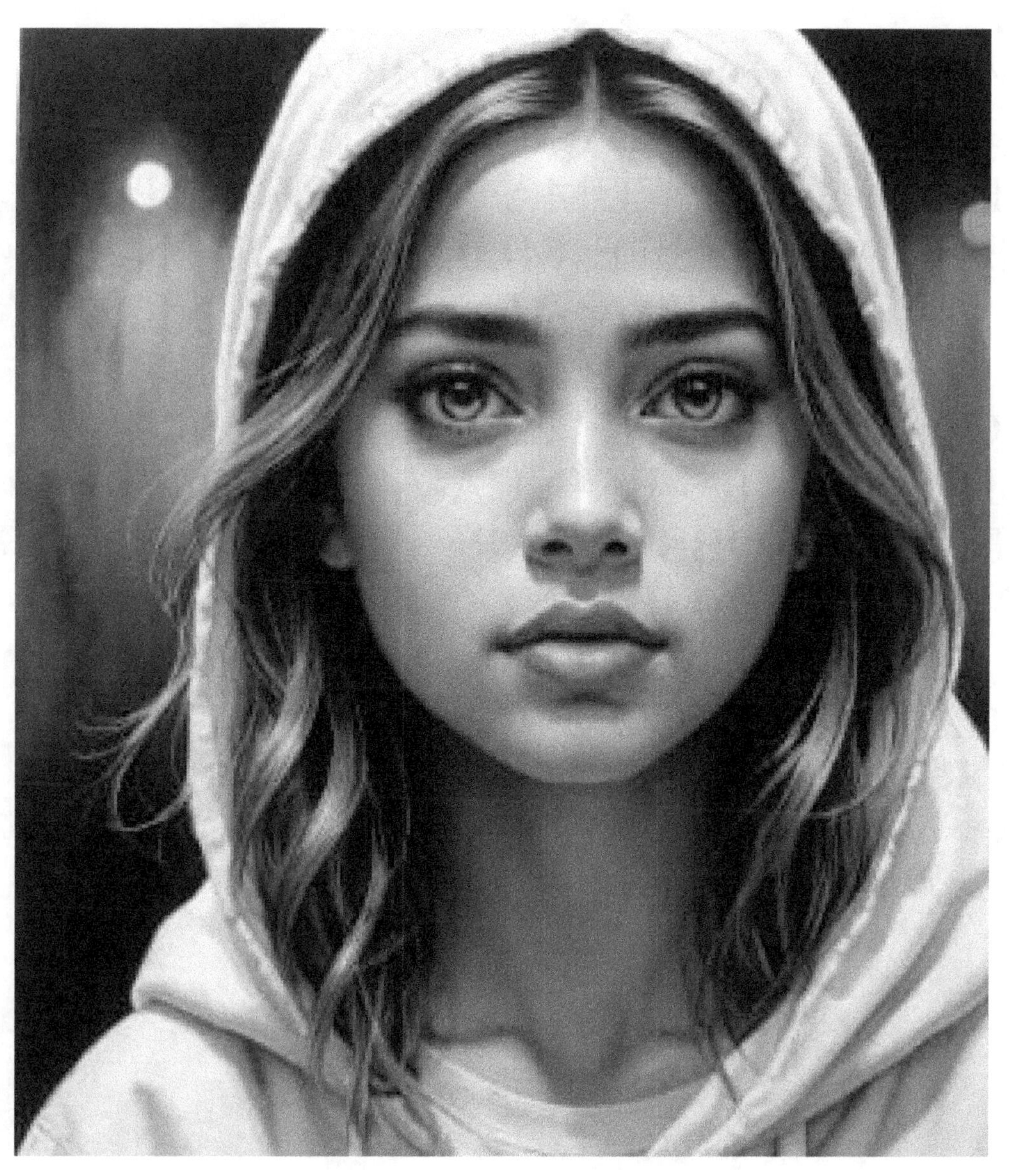

O MUNDO MÁGICO DE SOFIA

SOFIA ERA UMA GAROTINHA ESPECIAL. DESDE MUITO PEQUENA, ELA TINHA UMA MANEIRA ÚNICA DE VER O MUNDO AO SEU REDOR. ENQUANTO OUTRAS CRIANÇAS CORRIAM E BRINCAVAM, SOFIA PREFERIA OBSERVAR AS NUVENS NO CÉU, IMAGINANDO AS FORMAS QUE ELAS CRIAVAM. ELA SE ENCANTAVA COM AS CORES DAS FLORES NO JARDIM E SE MARAVILHAVA COM OS SONS SUAVES DA NATUREZA.

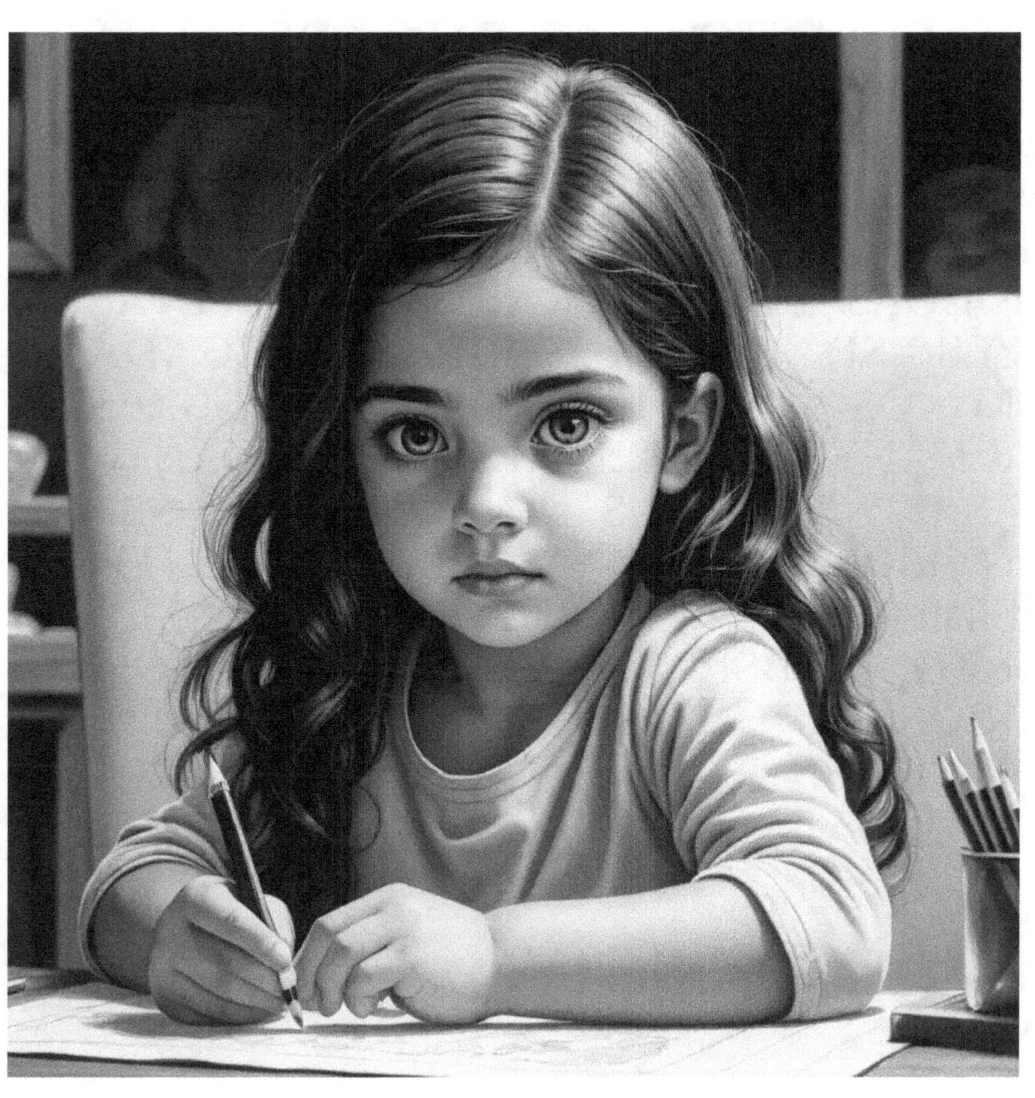

NO ENTANTO, APESAR DE SUA ADMIRAÇÃO PELO MUNDO AO SEU REDOR, SOFIA MUITAS VEZES SE SENTIA UM POUCO PERDIDA. ELA TINHA DIFICULDADE EM ENTENDER AS EMOÇÕES DAS OUTRAS PESSOAS E ÀS VEZES SE SENTIA SOBRECARREGADA COM OS BARULHOS E AS LUZES BRILHANTES AO SEU REDOR. ENQUANTO SUAS COLEGAS DE CLASSE CONVERSAVAM ANIMADAMENTE, SOFIA FICAVA QUIETINHA EM SEU CANTO, OBSERVANDO TUDO COM CURIOSIDADE SILENCIOSA.

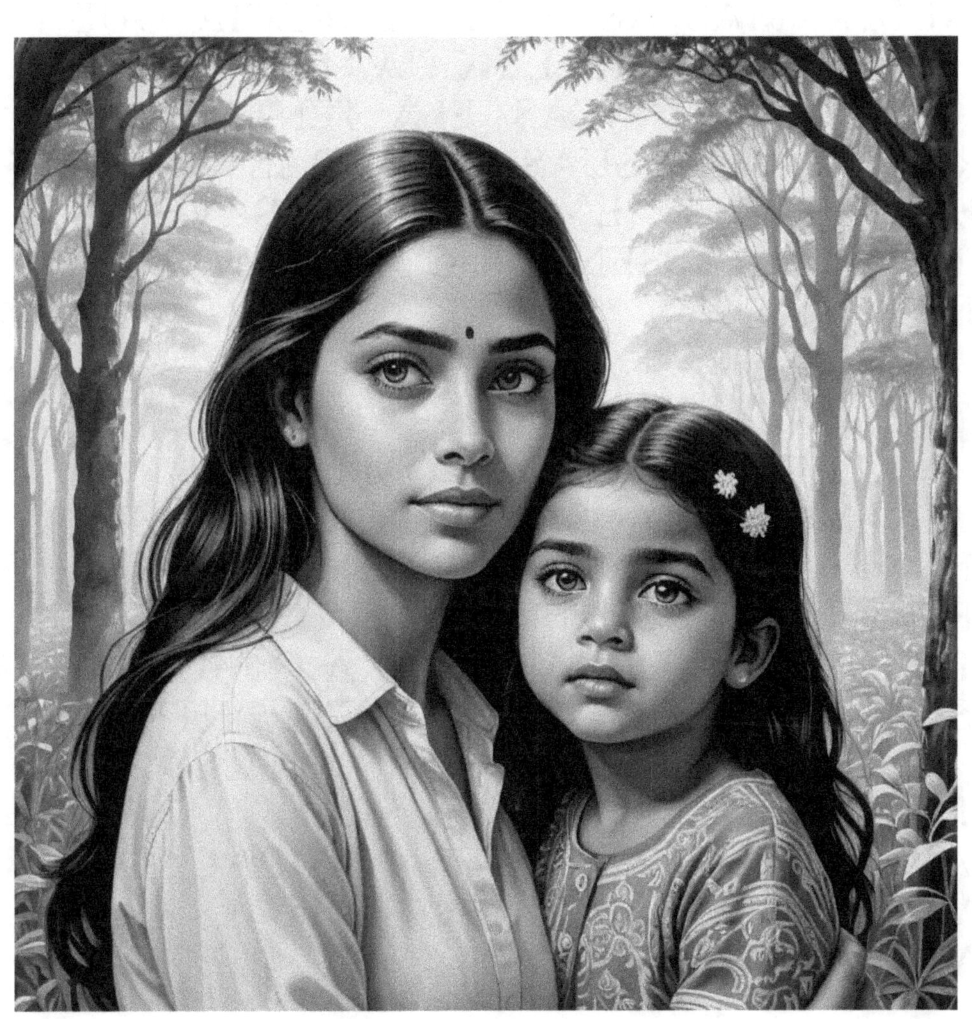

ELA QUERIA FAZER AMIGOS E SE ENCAIXAR, MAS ÀS VEZES PARECIA QUE ELA FALAVA UMA LÍNGUA DIFERENTE DAS OUTRAS CRIANÇAS. ELA TENTAVA SE EXPRESSAR, MAS SUAS PALAVRAS SAÍAM EMBARALHADAS, E ELA MUITAS VEZES ACABAVA SE SENTINDO ISOLADA E SOZINHA.

ÀS VEZES, SOFIA SE PERGUNTAVA SE HAVIA ALGO DE ERRADO COM ELA. ELA SE ESFORÇAVA PARA SE ENCAIXAR E SER COMO AS OUTRAS CRIANÇAS, MAS PARECIA QUE SEMPRE HAVIA ALGO FALTANDO. ELA OLHAVA PARA O MUNDO AO SEU REDOR, TENTANDO ENCONTRAR SEU LUGAR NELE, MAS ÀS VEZES SE SENTIA COMO SE ESTIVESSE OLHANDO ATRAVÉS DE UMA JANELA EMBAÇADA, INCAPAZ DE VER CLARAMENTE O QUE ESTAVA DO OUTRO LADO.

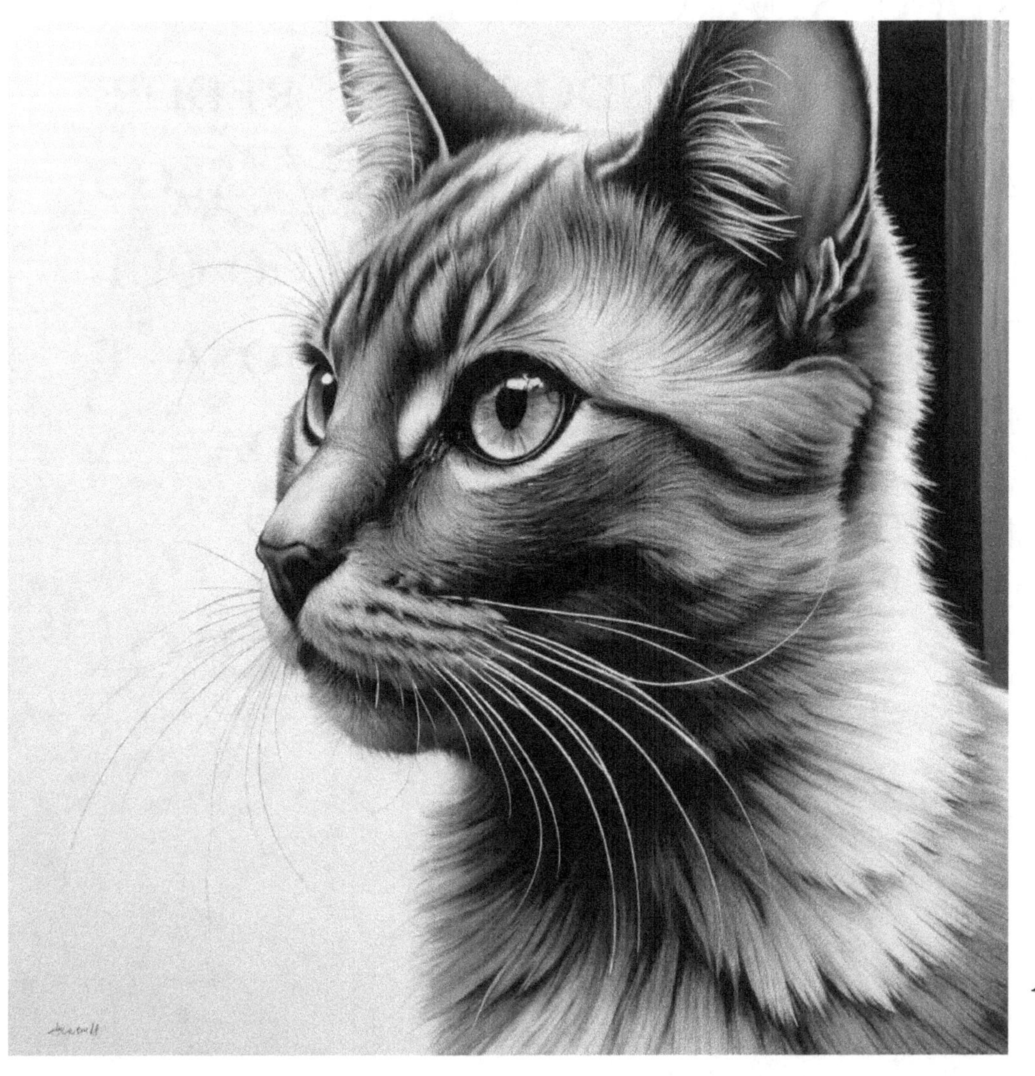

A

PESAR DE TUDO, SOFIA NUNCA PERDEU SUA CURIOSIDADE E SEU AMOR PELO MUNDO AO SEU REDOR. ELA SABIA QUE HAVIA ALGO ESPECIAL DENTRO DELA, ALGO QUE A TORNAVA ÚNICA E PRECIOSA. E ELA ESTAVA DETERMINADA A DESCOBRIR O QUE ERA.

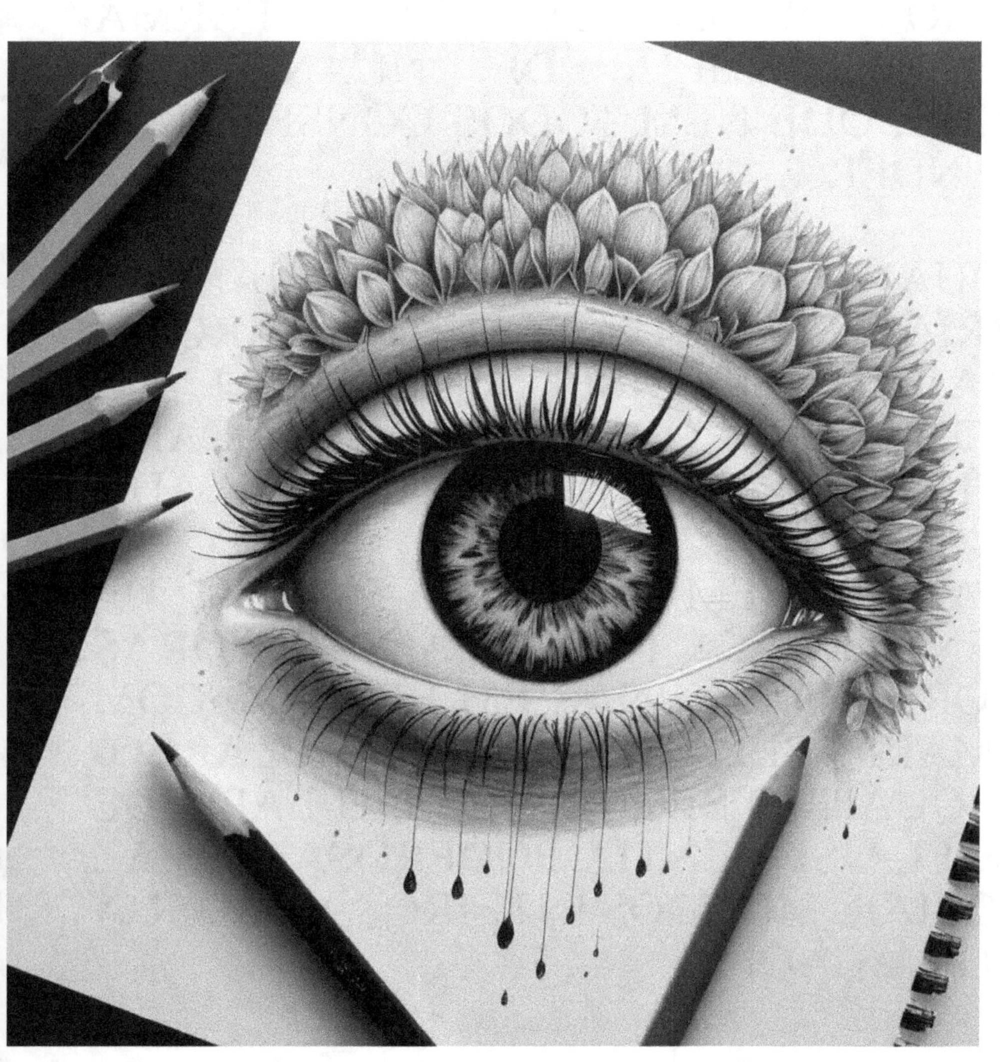

O MUNDO COLORIDO DE SOFIA SOFIA VIA O MUNDO DE UMA FORMA ESPECIAL, CHEIA DE NUANCES E BRILHO, QUE NEM TODOS CONSEGUIAM ENTENDER.

ENQUANTO AS OUTRAS CRIANÇAS CORRIAM E GRITAVAM NO PARQUE, SOFIA PREFERIA SE SENTAR EM UM CANTINHO, OBSERVANDO CADA MOVIMENTO, CADA DETALHE, CADA COR.
SOFIA TAMBÉM GOSTAVA MUITO DE DESENHAR. ELA PODIA PASSAR HORAS COLORINDO PÁGINAS EM BRANCO COM OS MAIS VIBRANTES TONS DE ARCO-ÍRIS. QUANDO SEGURAVA SEU LÁPIS DE COR, ELA SE SENTIA PODEROSA, CAPAZ DE CRIAR MUNDOS INTEIROS COM SUA IMAGINAÇÃO.

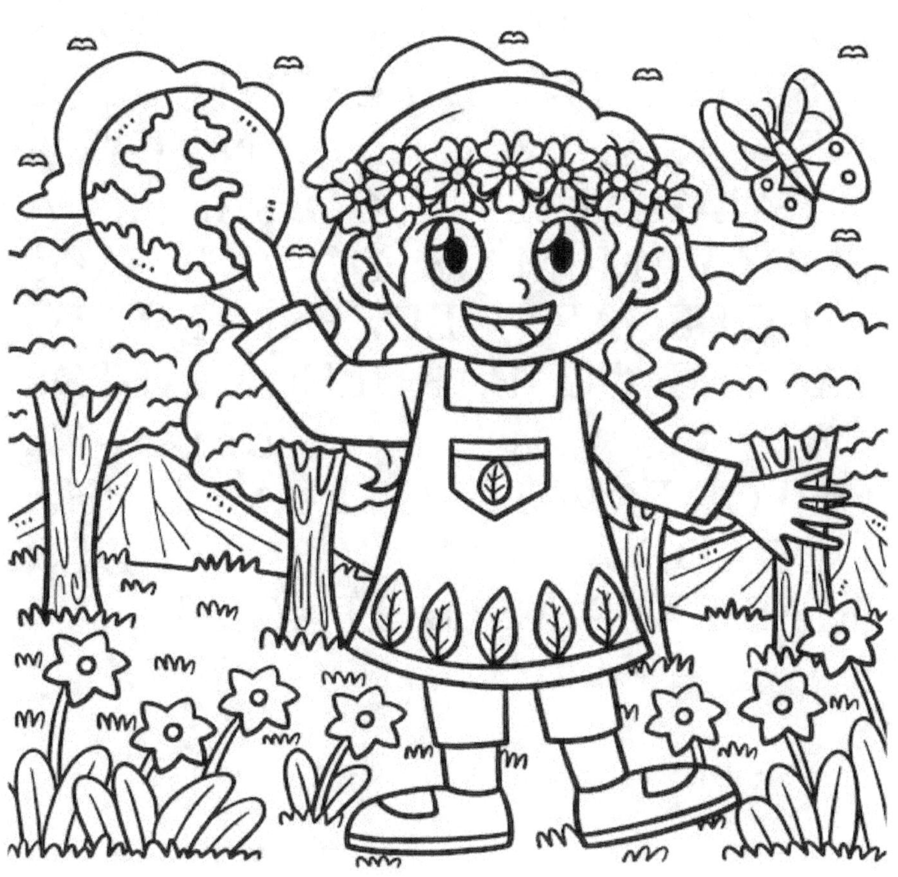

MAS MESMO COM TODA A SUA PAIXÃO PELAS CORES, ÀS VEZES SOFIA SE SENTIA DIFERENTE DAS OUTRAS CRIANÇAS. ELA NOTAVA QUE ALGUMAS COISAS A INCOMODAVAM MAIS DO QUE AOS SEUS COLEGAS. LUZES MUITO BRILHANTES OU BARULHOS ALTOS PODIAM DEIXÁ-LA DESCONFORTÁVEL, E ELA TINHA DIFICULDADE EM ENTENDER ALGUMAS EXPRESSÕES FACIAIS.

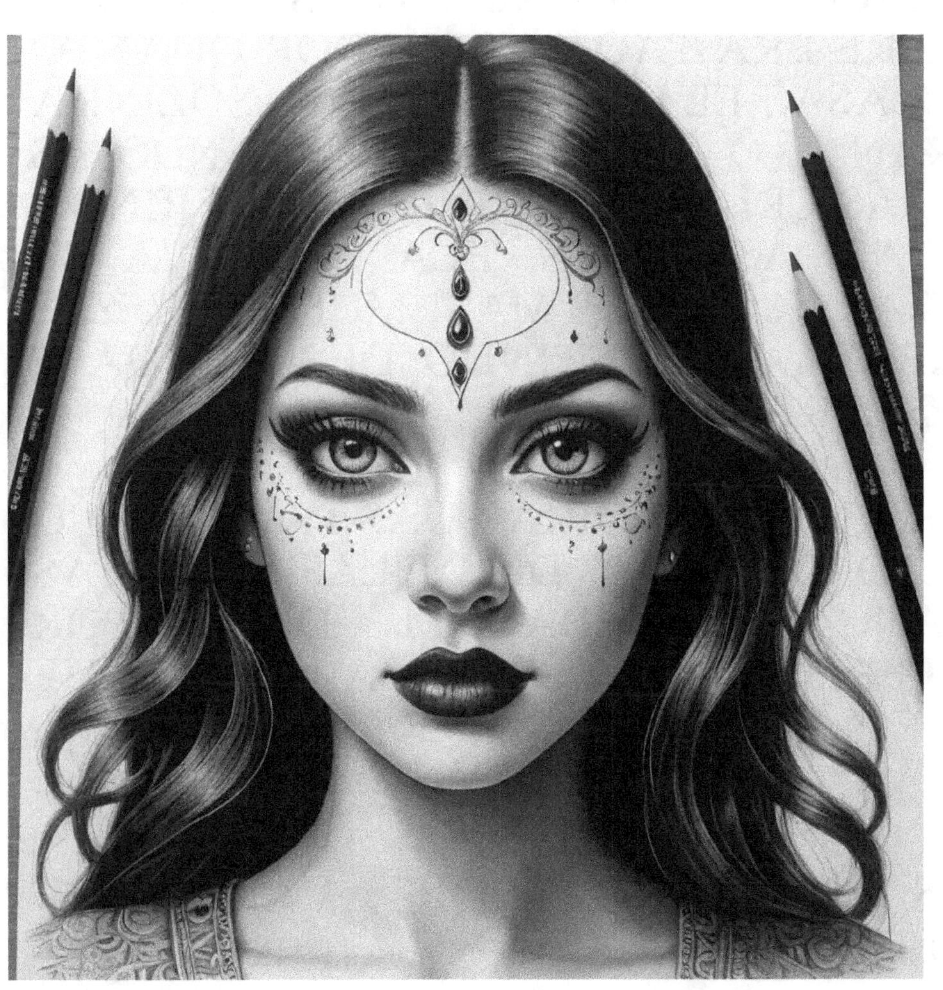

CORES DIFERENTES, CORAÇÕES IGUAIS NA ESCOLA, O MUNDO DE SOFIA NEM SEMPRE ERA TÃO ACOLHEDOR QUANTO EM CASA. ELA SE SENTAVA SOZINHA DURANTE O RECREIO, OBSERVANDO AS OUTRAS CRIANÇAS BRINCANDO E RINDO JUNTAS. ÀS VEZES, ELA TENTAVA SE JUNTAR A ELES, MAS MUITAS VEZES ACABAVA SE SENTINDO DESLOCADA E INCOMPREENDIDA.

ENQUANTO COLORIA SUAS PÁGINAS NO CANTO DA SALA DE AULA, ALGUMAS CRIANÇAS ZOMBAVAM DELA POR PREFERIR FICAR SOZINHA. "POR QUE VOCÊ NÃO VEM BRINCAR COM A GENTE, SOFIA?" PERGUNTAVAM. "VOCÊ É ESTRANHA."

ESSAS PALAVRAS CORTAVAM O CORAÇÃO DE SOFIA, MESMO QUE ELA TENTASSE NÃO DEMONSTRAR.

ELA QUERIA SER ACEITA, QUERIA TER AMIGOS COMO TODAS AS OUTRAS CRIANÇAS, MAS ÀS VEZES PARECIA QUE NINGUÉM ENTENDIA SEU MUNDO COLORIDO.

UM DIA, DURANTE A AULA DE ARTE, SOFIA ESTAVA CONCENTRADA EM SEU DESENHO QUANDO UMA DAS CRIANÇAS SE APROXIMOU E COMEÇOU A RIR. "OLHEM SÓ PARA O QUE A SOFIA ESTÁ DESENHANDO!
PARECE QUE UM ARCO-ÍRIS EXPLODIU
NA PÁGINA!"

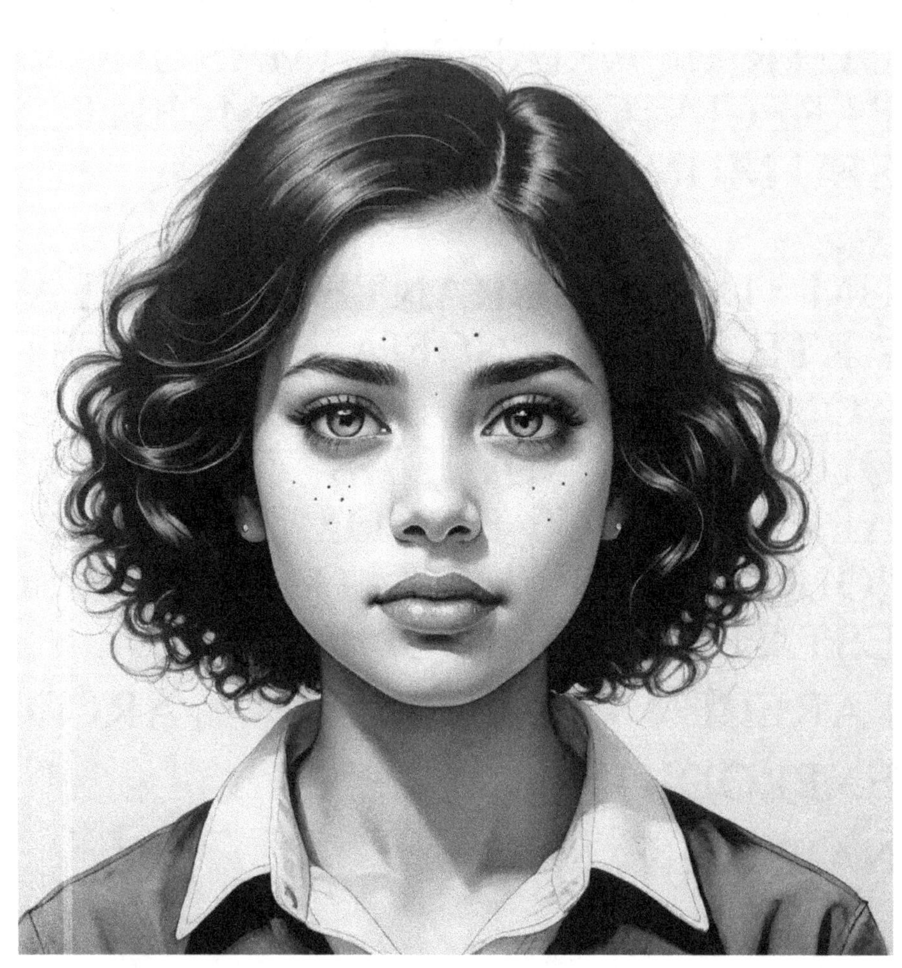

AS OUTRAS CRIANÇAS COMEÇARAM A RIR TAMBÉM, E SOFIA SENTIU AS LÁGRIMAS COMEÇAREM A SE FORMAR EM SEUS OLHOS. ELA SEGUROU COM FORÇA SEU LÁPIS DE COR, TENTANDO SE CONCENTRAR EM SUA ARTE E BLOQUEAR O BARULHO AO SEU REDOR.

NESSE MOMENTO, A PROFESSORA NOTOU O QUE ESTAVA ACONTECENDO. ELA SE APROXIMOU DE SOFIA COM UM SORRISO GENTIL E SE ABAIXOU AO SEU LADO. "SOFIA", DISSE ELA SUAVEMENTE, "O QUE VOCÊ ESTÁ DESENHANDO É SIMPLESMENTE MARAVILHOSO. SEU MUNDO É TÃO ESPECIAL E BONITO."

SOFIA OLHOU PARA CIMA, SURPRESA. ELA NUNCA TINHA OUVIDO ALGUÉM ELOGIAR SEU JEITO ÚNICO DE VER O MUNDO ANTES. UM CALOR RECONFORTANTE SE ESPALHOU POR SEU PEITO.

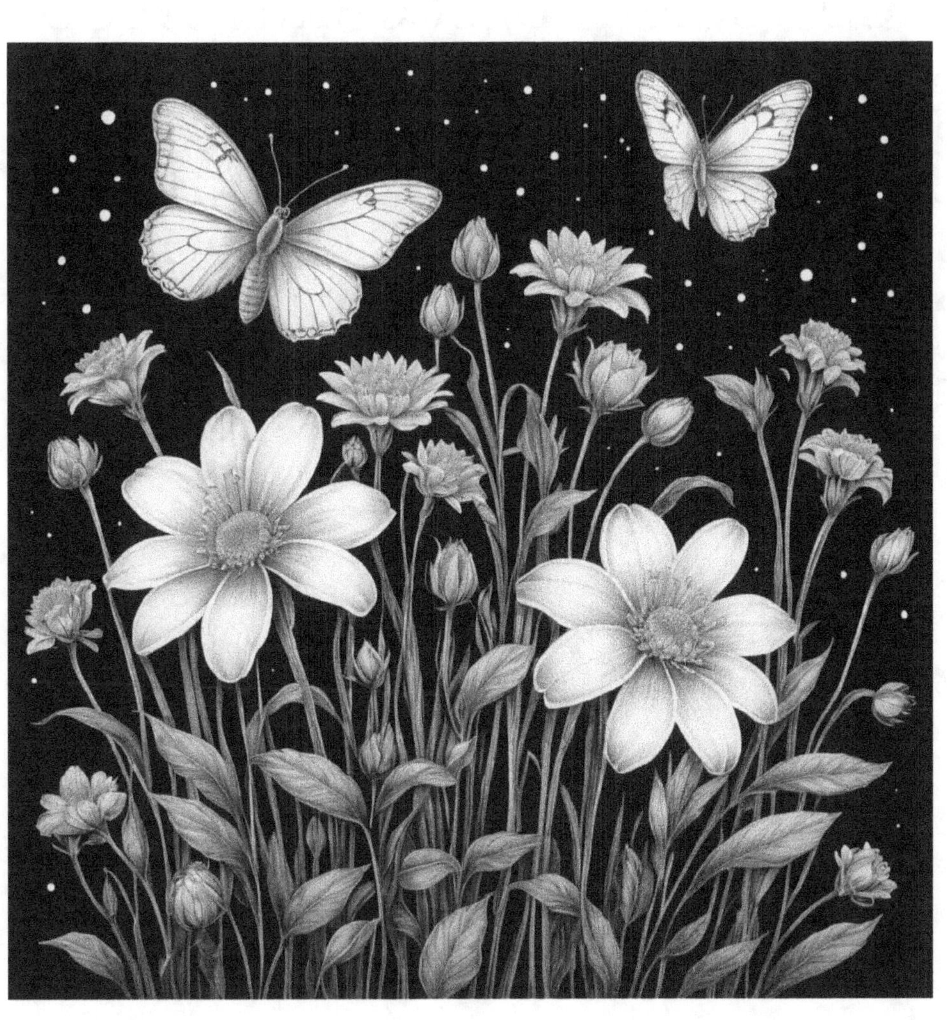

UM DIA, DEPOIS DE UMA VISITA AO MÉDICO, SOFIA DESCOBRIU ALGO NOVO SOBRE SI MESMA: ELA ERA AUTISTA. NO COMEÇO, ESSA PALAVRA PARECIA ESTRANHA E ASSUSTADORA, MAS CONFORME SUA MÃE EXPLICAVA COM AMOR E PACIÊNCIA O QUE ISSO SIGNIFICAVA, SOFIA COMEÇOU A ENTENDER.

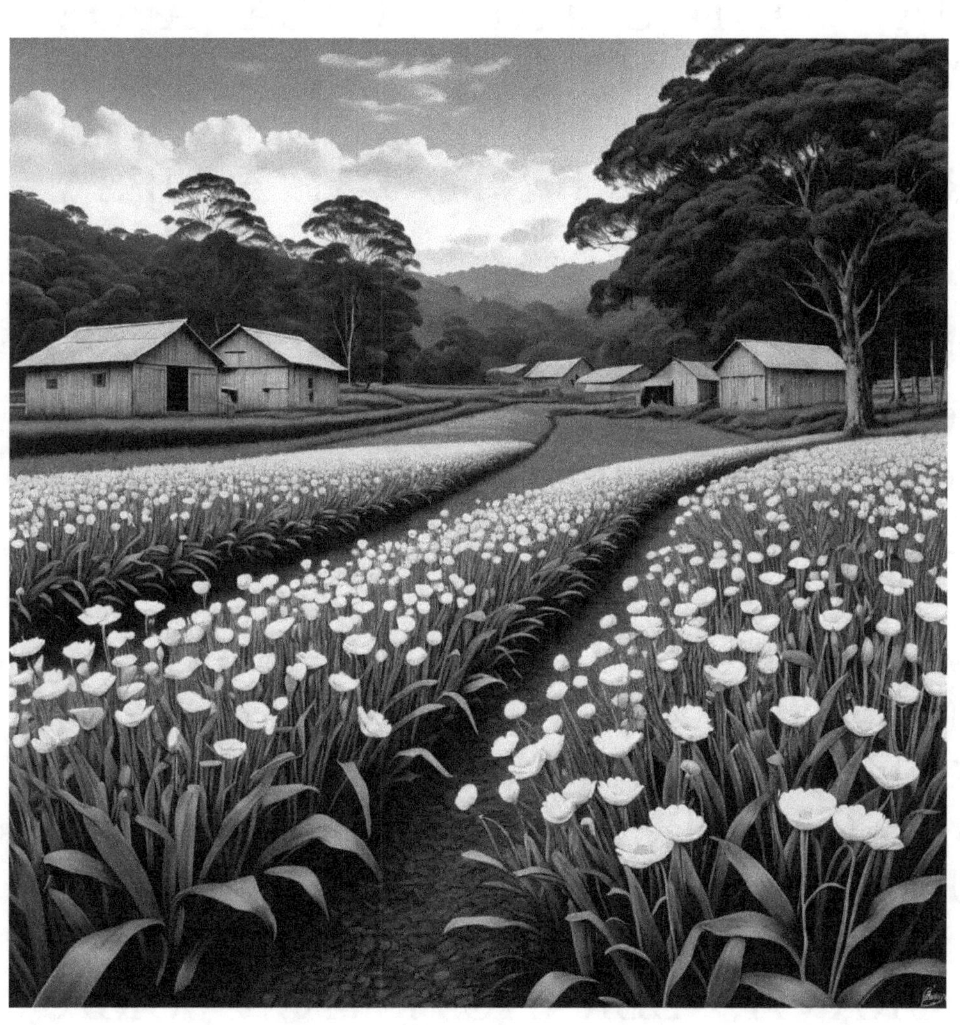

DESCOBRINDO O MUNDO DE SOFIA

SOFIA VOLTOU PARA CASA APÓS SUA VISITA AO MÉDICO, COM A MENTE CHEIA DE PERGUNTAS E CURIOSIDADES. SENTOU-SE À MESA DA COZINHA, ONDE SUA MÃE ESTAVA PREPARANDO O JANTAR.

"MAMÃE", COMEÇOU SOFIA, OLHANDO PARA SUA MÃE COM OS OLHOS CHEIOS DE DÚVIDAS, "O QUE SIGNIFICA SER AUTISTA?"

A MÃE DE SOFIA PAROU POR UM MOMENTO, OLHOU PARA ELA COM TERNURA E SORRIU. ELA SABIA QUE ESSA CONVERSA ERA IMPORTANTE. "QUERIDA", COMEÇOU SUA MÃE, POUSANDO A COLHER QUE SEGURAVA, "SER AUTISTA É UMA

PARTE ESPECIAL DE QUEM VOCÊ É.
SIGNIFICA QUE SEU CÉREBRO
PENSA E PROCESSA O MUNDO DE
UMA MANEIRA ÚNICA."

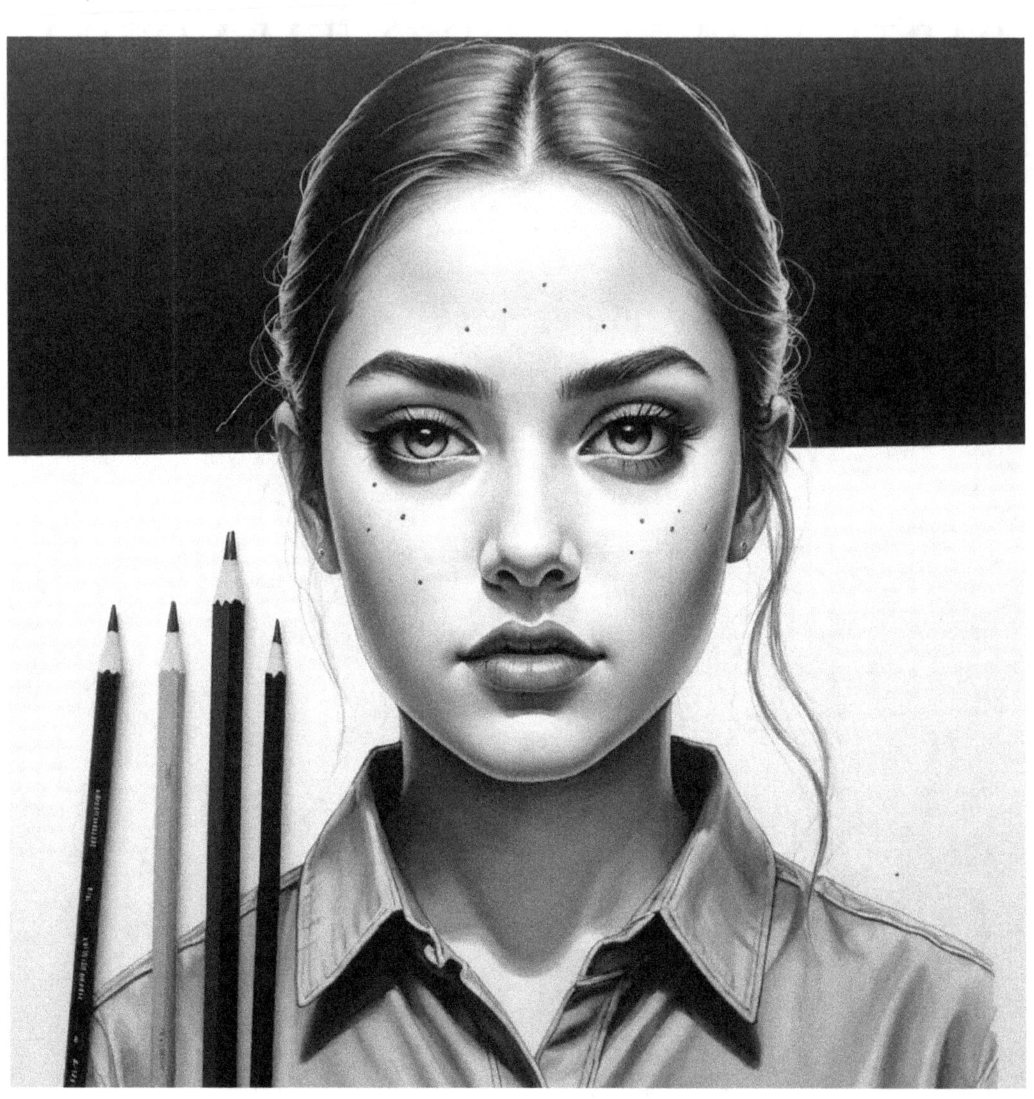

SOFIA FRANZIU A TESTA, TENTANDO ENTENDER MELHOR. "MAS O QUE ISSO QUER DIZER, MAMÃE? EU SOU DIFERENTE DAS OUTRAS CRIANÇAS?"

SUA MÃE SE APROXIMOU E SEGUROU SUAS MÃOS. "SIM, QUERIDA, VOCÊ É ÚNICA, ASSIM COMO CADA PESSOA NESTE MUNDO. SER AUTISTA SIGNIFICA QUE ALGUMAS COISAS PODEM SER MAIS DIFÍCEIS PARA VOCÊ, COMO LIDAR COM BARULHOS ALTOS OU ENTENDER CERTAS EXPRESSÕES FACIAIS. MAS TAMBÉM SIGNIFICA QUE VOCÊ TEM HABILIDADES INCRÍVEIS, COMO SE CONCENTRAR EM DETALHES E VER O MUNDO DE

UMA MANEIRA MUITO BONITA E ESPECIAL."

OS OLHOS DE SOFIA SE ILUMINARAM COM COMPREENSÃO. ELA COMEÇOU A PERCEBER QUE SER AUTISTA NÃO ERA ALGO RUIM, MAS SIM UMA PARTE IMPORTANTE DE QUEMELA ERA.

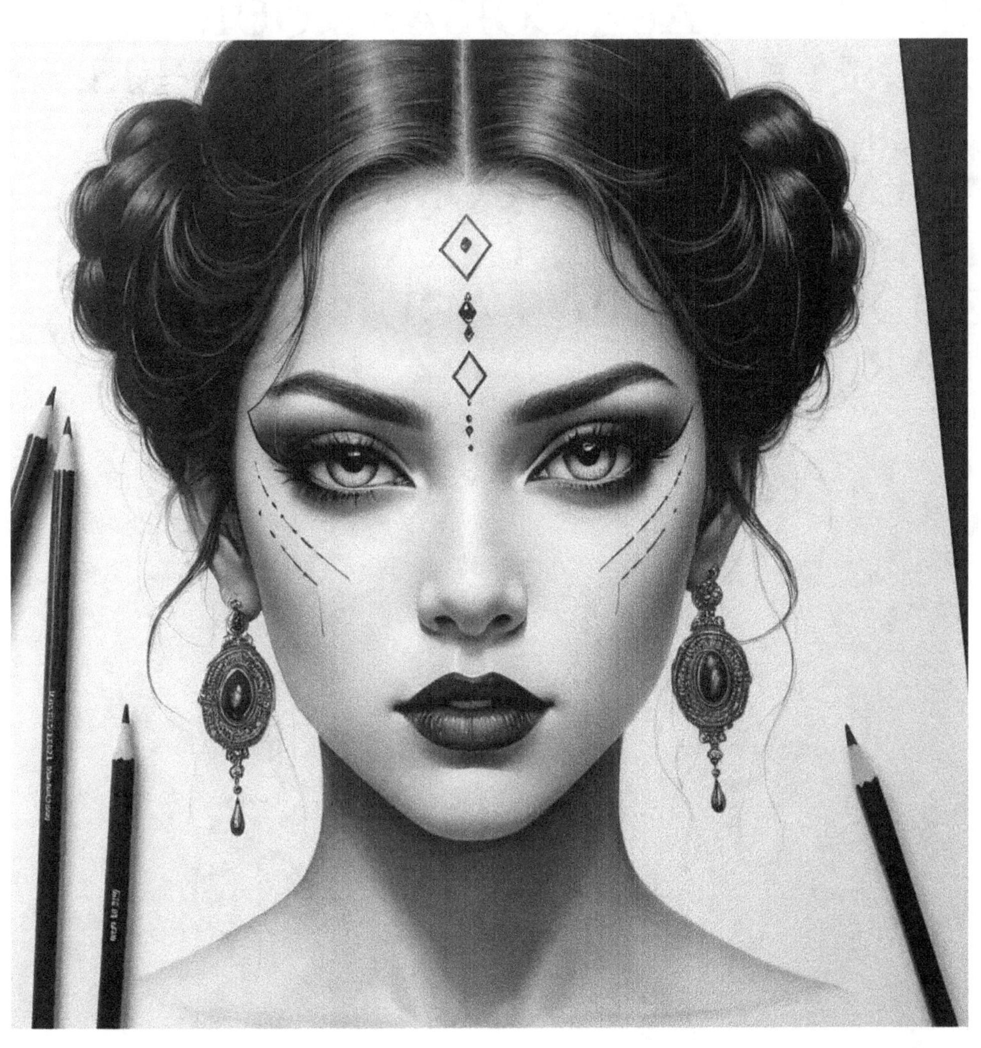

SUA MÃE CONTINUOU: "NÓS VAMOS APRENDER JUNTAS SOBRE O AUTISMO, SOFIA. VAMOS DESCOBRIR QUAIS SÃO AS COISAS QUE TE DEIXAM FELIZES E CONFORTÁVEIS, E COMO PODEMOS AJUDÁ-LA QUANDO ALGO A INCOMODAR. VOCÊ NUNCA ESTARÁ SOZINHA, QUERIDA. ESTAMOS AQUI PARA TE APOIAR, SEMPRE."

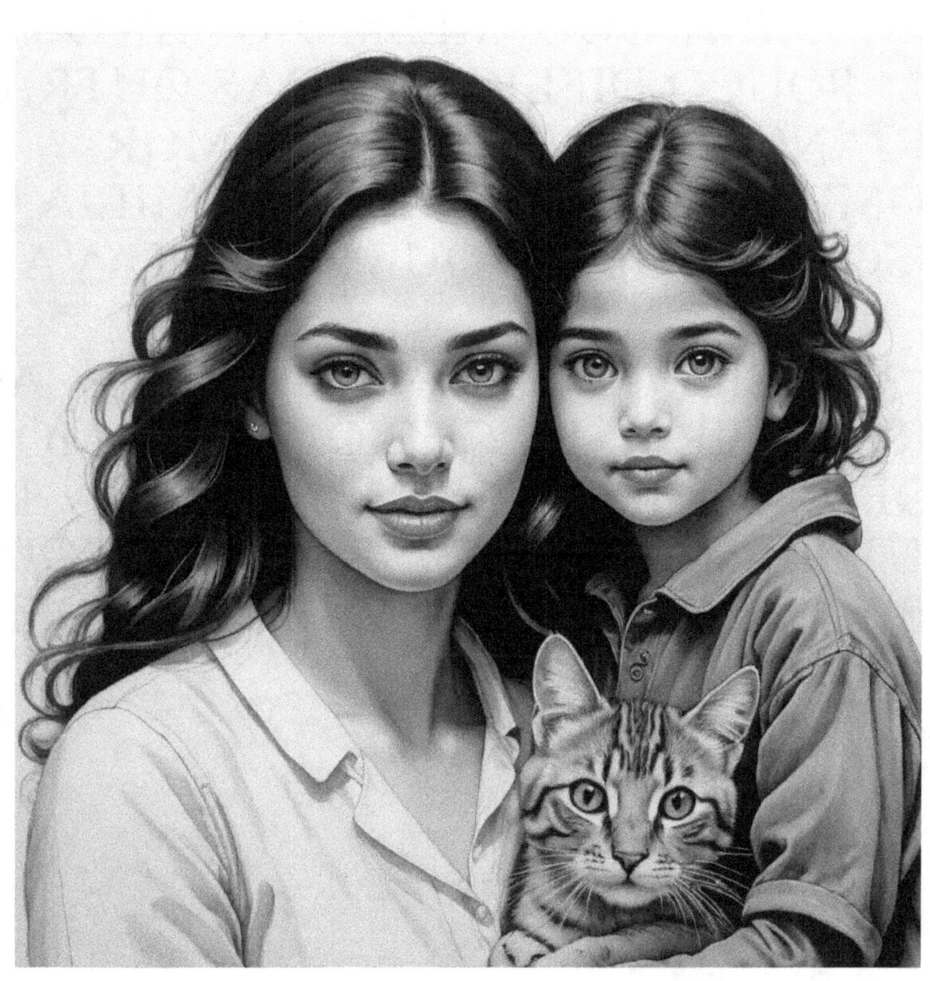

COM UM SORRISO NO ROSTO, SOFIA ABRAÇOU SUA MÃE COM FORÇA. ELA SABIA QUE, MESMO QUE FOSSE UM POUCO DIFERENTE DAS OUTRAS CRIANÇAS, HAVIA AMOR E COMPREENSÃO EM SUA FAMÍLIA, E ISSO ERA TUDO O QUE IMPORTAVA.

E ASSIM, COM O CORAÇÃO TRANQUILO E CHEIO DE AMOR, SOFIA COMEÇOU SUA JORNADA DE AUTODESCOBERTA, SABENDO QUE ERA AMADA EXATAMENTE COMO ERA!

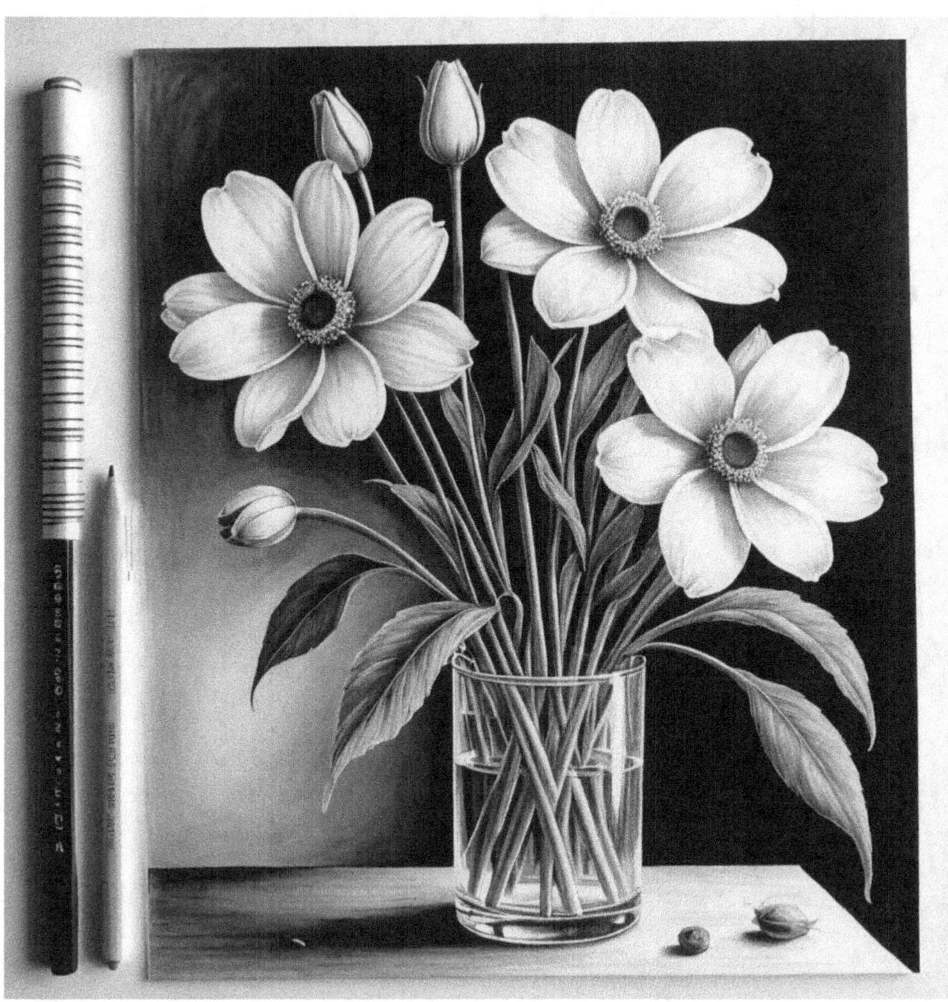

ELA APRENDEU A PEDIR AJUDA QUANDO ALGO A INCOMODAVA, DESCOBRIU NOVAS MANEIRAS DE SE COMUNICAR E ENCONTROU ATIVIDADES QUE A DEIXAVAM FELIZ E CONFORTÁVEL. E ENQUANTO CONTINUAVA A COLORIR SUAS PÁGINAS EM BRANCO, SOFIA PERCEBEU QUE SER AUTISTA ERA APENAS UMA PEQUENA PARTE DO QUE A TORNAVA ÚNICA E MARAVILHOSA.

DO SEU JEITO ESPECIAL, SOFIA DESCOBRIU QUE O MUNDO ERA UM LUGAR CHEIO DE BELEZA E POSSIBILIDADES, ESPERANDO PARA SER EXPLORADO POR OLHOS TÃO BRILHANTES E COLORIDOS QUANTO OS DELA.

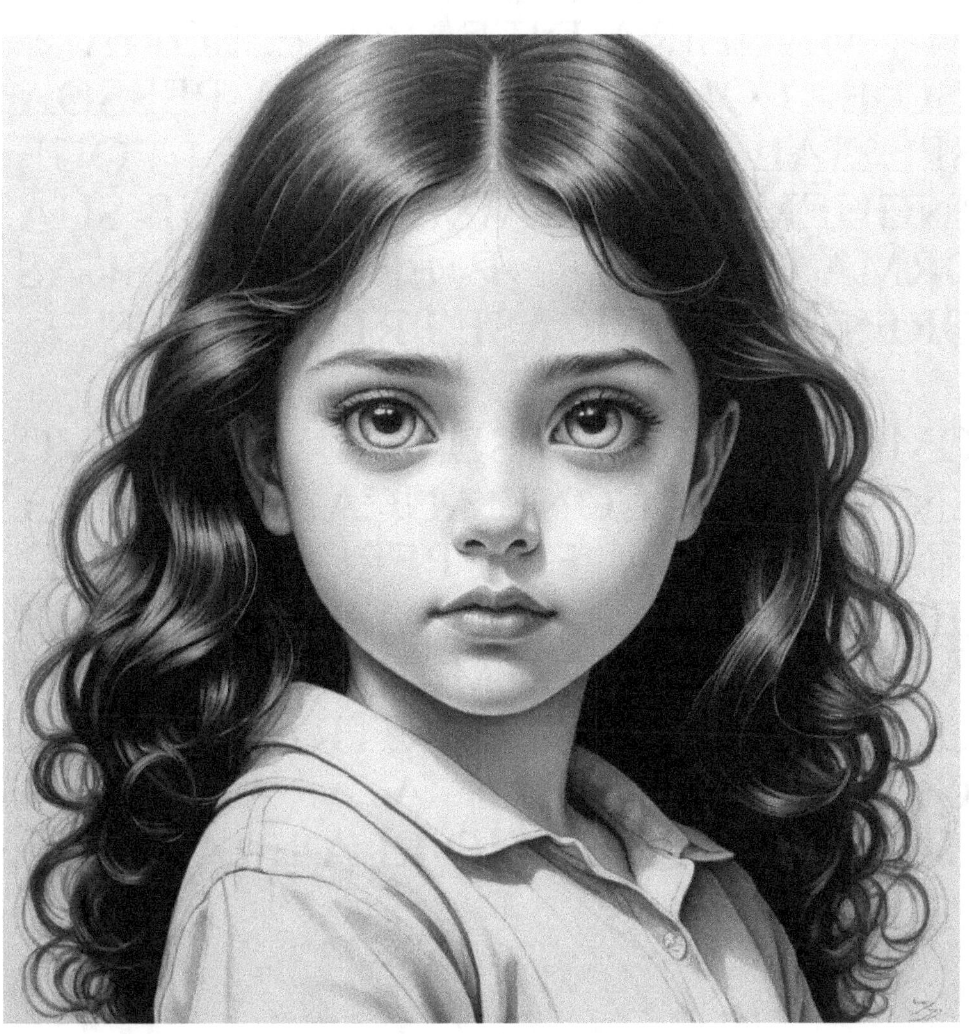

"CADA UM DE NÓS VÊ O MUNDO DE UMA MANEIRA DIFERENTE, SOFIA. E ISSO É O QUE TORNA CADA PESSOA ESPECIAL. NUNCA DEIXE QUE NINGUÉM TE FAÇA SENTIR QUE SUA FORMA DE SER É ERRADA. SUAS CORES SÃO ÚNICASE PRECIOSAS."

COM ISSO, SOFIA SENTIU UM NOVO SENSO DE CONFIANÇA CRESCER DENTRO DELA. ELA PERCEBEU QUE, MESMO QUE ALGUMAS PESSOAS NÃO ENTENDESSEM SEU MUNDO COLORIDO, HAVIA OUTRAS QUE A ACEITAVAM E A AMAVAM EXATAMENTE COMO ELA ERA.

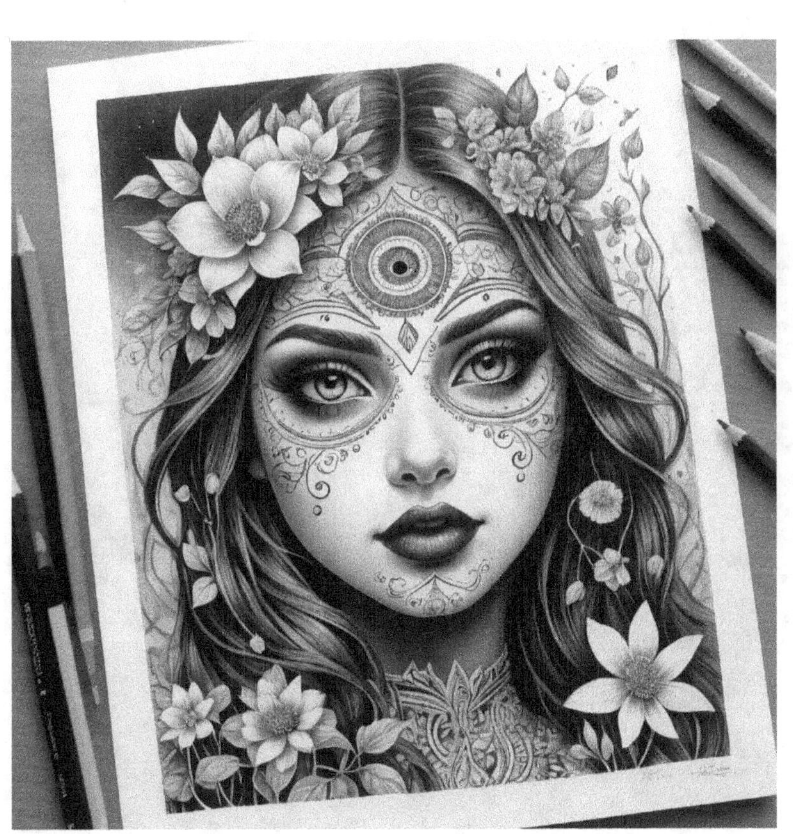

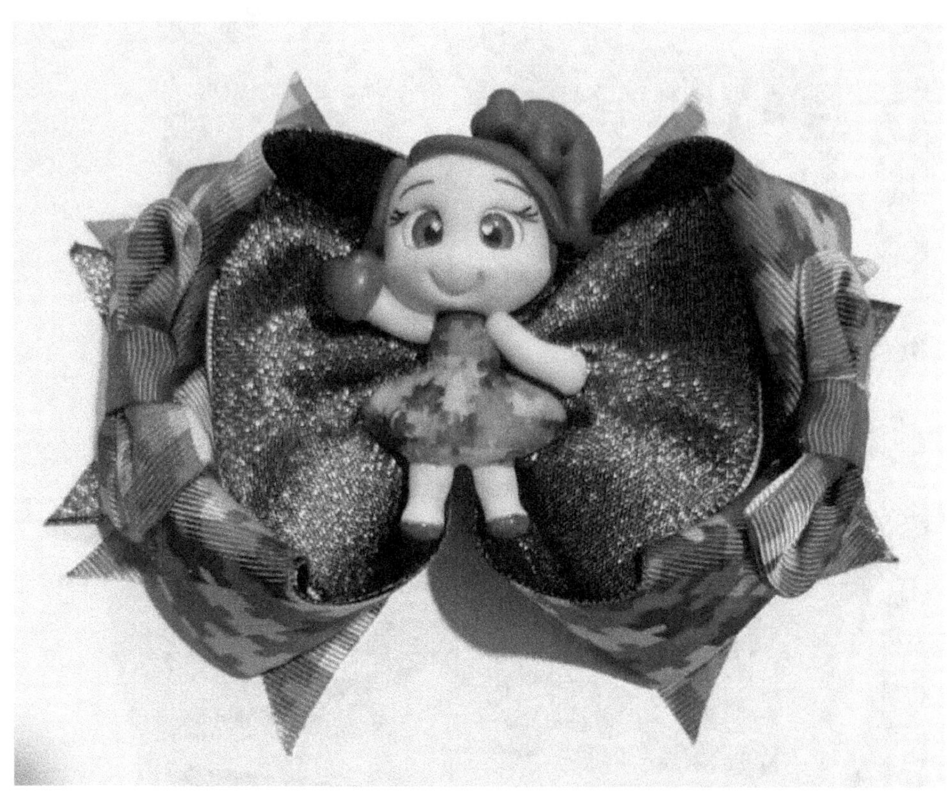

Este livro pertence a:

____